LEÇON

SUR LA

PESTE D'ÉGYPTE

ET

SPÉCIALEMENT SUR CE QUI CONCERNE

LA CONTAGION OU LA NON-CONTAGION

DE CETTE MALADIE

DONNÉE A L'HOPITAL DE LA PITIÉ

PAR

M. CLOT-BEY.

MARSEILLE,

IMPRIMERIE VIAL, RUE THIARS, 8.

1862.

LEÇON

SUR LA

PESTE D'ÉGYPTE

ET

SPÉCIALEMENT SUR CE QUI CONCERNE

LA CONTAGION OU LA NON-CONTAGION

DE CETTE MALADIE

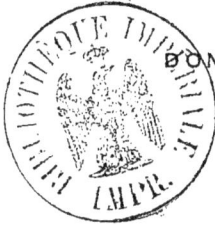

DONNÉE A L'HOPITAL DE LA PITIÉ

PAR

M. CLOT-BEY.

——— —

MARSEILLE,

IMPRIMERIE VIAL, RUE THIARS, 8.

—

1862.

LEÇON

SUR LA PESTE D'ÉGYPTE

ET

spécialement sur ce qui concerne la contagion ou la
non-contagion de cette maladie,

DONNÉE A L'HOPITAL DE LA PITIÉ

PAR M. CLOT-BEY.

L'amphithéâtre de la Pitié nous a présenté ce matin
une de ces solennités médicales qui sont la pierre de
touche du véritable mérite des hommes placés à la tête de
l'enseignement, et de l'empressement avec lequel les élè-
ves de nos écoles savent rechercher et applaudir leurs
leçons. C'était à M. Clot-Bey de faire passer dans l'esprit
de notre jeunesse sa ferme conviction sur la non-contagion de la peste d'Egypte ; et celle-ci, qui quelque jour
peut-être sera appelée à braver de front cet indomptable
fléau, est accourue en foule pour écouter un maître appris
par l'expérience.   N. M.

MESSIEURS,

Lorsque je partis pour l'Egypte en 1825, je n'avais sur la
peste que les idées puisées dans les auteurs : comme eux, j'étais
contagionniste ; et la lecture des ouvrages des médecins qui
firent partie de l'expédition d'Egypte me confirma dans cette
opinion. En partant donc pour ce pays, je croyais tellement
dans la contagion que je me prémunis d'un long stéthoscope
qui devait me servir pour apprécier l'état du pouls des pesti-

férés. Comme vous voyez, j'étais loin d'être imbu d'idées
analogues à celles que je professe aujourd'hui à l'égard de la
maladie qui nous occupe, et je ne saurais encourir le reproche
d'avoir apporté des préventions dans l'opinion que j'ai émise
plus tard, relativement à la question de la contagion de la peste.

Le lendemain de mon arrivée, qui était le 11 février, je trou-
vai chez le consul général de France un capitaine de navire qui
m'invita à visiter à bord un malade qui, disait-il, était atteint
de fièvre maligne. Je fis transférer le malade sur le pont ; il
avait les yeux injectés, la face vultueuse, la démarche vacil-
lante, comme s'il eût été ivre; il accusa une douleur à l'épaule,
où je constatai l'existence d'un énorme charbon, et quelque
chose aussi à l'aisselle, qui n'était qu'un engorgement ganglionnaire. Je fus frappé de l'analogie de ce symptôme avec
ceux de la peste que, jusqu'alors, je ne connaissais que par
tradition ; j'avertis, en particulier, le capitaine de mes soupçons
et je fis mon rapport au consul. Le bâtiment venait de Chypre,
où la peste ne régnait pas ; c'était donc un cas extraordinaire,
unique. Le consul général de France ne fit que rire de ma communication et révoqua en doute mon jugement. Plusieurs
médecins du pays furent convoqués ; le malade fut de nouveau
examiné, et l'on reconnut qu'il était atteint de la peste.

J'étais donc compromis, à mon avis, puisque j'avais touché
un pestiféré, et toute la ville aussi, puisque moi, aussi bien que
le capitaine et plusieurs autres personnes de l'équipage, avions
jusqu'alors librement communiqué avec les habitants. Le navire fut séquestré ; le malade transféré à l'hôpital et sévère-
ment surveillé.

Ce premier fait me frappa vivement ; car si, d'une part, le
malade mourut, de l'autre part, tous ceux qui l'avaient touché
et approché ne furent point atteints de la peste.

Je partis bientôt après pour le Caire, et vis dans le courant
de l'année deux autres cas de peste. Je ne laissai pas échapper
cette nouvelle occasion : j'observai, je pris des informations,

les renseignements ne firent pas défaut, et je n'appris rien qui fût capable de me confirmer dans mes idées à l'égard de la contagion. Je trouvais seulement dans la peste beaucoup d'analogie avec le typhus de 1812 et 1813, que j'avais été à même d'observer.

De décembre à juin, je rencontrai encore quelques cas de peste sporadique ou bénigne, quoiqu'elle ne soit pas toujours telle, puisque quelquefois les malades en meurent.

De retour en France en 1832, ayant été interrogé par Dupuytren sur ce qui concerne la contagion ou la non-contagion de la peste égyptienne, je ne pus lui faire qu'une réponse à cet égard ; savoir, que n'ayant observé jusque-là qu'un très-petit nombre de faits, mon opinion n'était pas bien arrêtée.

Messieurs, ce préambule était indispensable pour vous faire connaître dans quelles dispositions d'esprit j'étais, touchant la question, lorsque je partis pour l'Egypte. Vous voyez, je le répète, que mon opinion n'était pas bien fixée, lorsqu'arriva la terrible épidémie de 1835. Alors, non-seulement mes devoirs de médecin me dictaient de rester à mon poste, mais en ma qualité de chef de service de santé, je crus devoir faire dicter par le gouvernement des ordres pour que le service médical fût exécuté dans toute sa rigueur pendant la durée de l'épidémie, qui fut de cinq mois.

Je passe actuellement à l'examen de quelques points touchant l'histoire de la maladie qui nous occupe ; mais je me bornerai plus spécialement à l'étude des points les plus importants, tels que son origine, son étiologie, sa thérapeutique, et la question de la contagion ou de la non-contagion.

Origine de la Peste.

La plupart des auteurs ont prétendu que la peste d'Egypte a existé de tout temps. On a invoqué, à l'appui, des passages de la Bible qui y font allusion ; cependant, tout récemment, cette opinion a rencontré des contradicteurs parmi lesquels un bien recommandable, M. Pariset. Une commission, composée de médecins français, fut envoyée en Egypte pour décider si la peste était une maladie moderne, ou si, au contraire, conformément à l'opinion émise il n'y a qu'un instant, elle avait toujours existé ; cette commission se prononça affirmativement. Je ne vois pas, toutefois, sur quelles raisons elle a pu baser son jugement ; car les épidémies anciennes me paraissent présenter les caractères de la peste. Assurément, nous ne trouvons pas toujours dans les descriptions qui en ont été données un tableau aussi parfait que pourraient le tracer les pathologistes de notre époque ; mais il faut tenir compte de ce que ceux qui nous ont transmis l'histoire de ces épidémies n'étaient pas toujours des médecins, et que ceux même, parmi ces derniers, qui ont entrepris de remplir cette tâche, n'étaient pas aussi éclairés à l'époque que nous le sommes aujourd'hui. De ce défaut de renseignements exacts, il en est résulté que l'on s'est refusé à reconnaître la peste dans les épidémies d'autrefois ; d'autant plus qu'on ne les a pas toujours décrites sous la dénomination de peste.

Cependant, est-il bien vrai que la peste égyptienne soit une maladie nouvelle ? Disons mieux : y a-t-il réellement des épidémies nouvelles ? je ne le crois pas. Le choléra a toujours existé dans l'Inde, et la rougeole ainsi que la variole et la scarlatine ne sont assurément pas des maladies nouvelles. Du reste, pourquoi les épidémies d'autrefois auraient-elles été d'autres affections que la peste ? Le climat est-il changé ? les changements survenus dans le sol seraient-ils capables d'expliquer pourquoi à ces épidémies aurait succédé la peste ? L'étude des historiens anciens ne tend-elle pas à démontrer que ces prétendues épidémies n'étaient autre chose que la peste ? Hérodote, Strabon et Diodore de Sicile parlent d'une manière très explicite de lois d'hygiène publique qui témoignent de la nécessité d'une propreté très grande ; et quel but ces précautions hygiéniques pouvaient-elles avoir si ce n'était de préserver les populations d'un fléau apparaissant de loin en loin.

Les contagionnistes, pour donner de la valeur à leur manière de voir, ont invoqué l'embaumement comme capable de démontrer que de tout temps les Égyptiens ont craint la contagion miasmatique comme pouvant engendrer la peste. S'il en était réellement ainsi, et si dans l'embaumement, qui était très dispendieux, on n'avait vu qu'un but hygiénique, pourquoi aurait-on négligé celui des esclaves. Cette vénération, ce culte même que l'on y vouait, ne prouvaient-ils pas qu'on y attachait un respect religieux. Si l'embaumement n'avait été qu'une loi hygiénique publique et n'avait eu que le but d'éviter la contagion, pourquoi les Égyptiens se seraient-ils adonnés à la recherche des oiseaux qui vont mourir dans des repaires très cachés, de poissons qui meurent dans les profondeurs de la mer ou du Nil, de serpents même qu'ils ne pouvaient se procurer que difficilement, et cela dans le but de les embaumer et de les entourer de tout cet appareil religieux et solennel qui accompagnait l'embaumement. Qu'avait-on à craindre de la décomposition de leurs cadavres, laquelle s'effectuait si loin de la demeure des hommes? Pourquoi encore affectaient-ils de déposer dans un même lieu les animaux qu'ils avaient embaumés, tels que les chats, les ibis, les reptiles? N'est-il pas naturel de reconnaître là des règles religieuses au lieu de lois hygiéniques capables de prévenir l'infection et la contagion? D'ailleurs, si l'on avait employé l'embaumement à l'égard de tous les cadavres, il n'eût fallu que cent à cent cinquante ans pour recouvrir de momies toute l'Egypte. Que si la crainte de la contagion eût été la seule cause de l'embaumement, n'eût-il pas été plus facile de prévenir la contagion, et surtout plus économique de traîner les cadavres dans le désert et de les enterrer à une grande profondeur.

Je me résume en deux mots et je conclus que la peste a de tout temps existé.

Etiologie de la Peste.

Elle nous est inconnue, aussi inconnue que celle du choléra, de la fièvre jaune, de la scarlatine, de la grippe, des ophthalmies, etc. ; nous ne connaissons que les constitutions médicales. Cependant, on a voulu donner à la peste des causes particulières ; ainsi, on l'a voulu attribuer à l'infection du limon du Nil. Mais à coup sûr c'était ne pas en connaître la nature, puisque ce limon n'est autre chose que de la terre pure, sans mélange de cadavres, soit de végétaux, soit d'animaux ; bien plus, après le retrait des eaux du Nil, le sol n'en reste recouvert que d'une couche aussi mince qu'une feuille de papier, et vous voyez qu'il y a loin de là aux effets qui résultent de nos inondations, d'après lesquels on paraît avoir basé les raisonnements que l'on a établis à l'égard du limon du Nil.

Je le répète, le limon du Nil recouvre en si petite quantité le sol après le retrait des eaux, qu'il est plus que douteux pour moi qu'il serve favorablement à la végétation. Ce qui semble confirmer cette manière de voir, c'est que, lorsque les eaux rentrent dans le lit du fleuve, entraînant nécessairement avec elles la plus grande partie du limon, il en résulte que celui-ci s'arrête en plus grande quantité sur les rives, qui cependant ne sont pas plus fertiles que l'intérieur des terres.

L'évaporation des eaux du Nil a été invoquée à son tour comme cause de la peste. On a dit : ces eaux traversent des marais et entraînent, par conséquent, des cadavres, des végétaux qui les rendent infectes ; mais ces marais n'existent pas ; que s'ils existaient, ce sont eux qui devraient être le foyer de la peste. Leur situation devrait être dans la Haute-Egypte, d'où les principes contagieux seraient consécutivement entraînés dans la Nubie et dans la Basse-Egypte. Or, ni dans la Haute-Egygte, ni dans la Nubie, la peste n'exerce ses ravages.

Je dois vous dire ici, Messieurs, que l'on se fait une fausse idée des inondations du Nil, et que l'on a eu tort, je le répète, d'attribuer à la mare des eaux des propriétés pernicieuses. Le Nil n'inonde le sol de l'Egypte que lorsqu'on le veut, et cette inondation, on l'effectue en ouvrant des digues : la Haute-Egypte est inondée d'abord, puis la Nubie et la Basse-Egypte. On dirige l'inondation comme on l'entend, et cela au moyen d'autres digues qui la limitent successivement dans les provinces. Ce n'est qu'accidentellement, des digues étant rompues, que les grandes inondations, les inondations désastreuses arrivent ; et encore on n'a pas remarqué que dans ces circonstances la peste fût plus fréquente, tandis qu'on a eu occasion d'en subir les ravages pendant les petites inondations et les moyennes, le fléau n'exerçant nullement ses ravages pendant les fortes. Disons, enfin, que bien d'autres pays sont sujets aux inondations qui néanmoins ne sont pas exposés aux dévastations de la peste.

On a invoqué bien d'autres causes qui, il faut bien le dire, ne sont pas plus probantes : ainsi la malpropreté, l'indigence ; mais ces causes existent surtout dans la Haute-Egypte, et pourtant là il n'y a pas de peste. Que si ces causes avaient une influence réelle sur la production de la peste, ainsi que les inondations, certains vents, la sécheresse et l'humidité, ainsi que l'évaporation occasionnée par les inondations, n'est-il pas évident que la peste devrait régner plus fréquemment. Ces conditions locales peuvent assurément favoriser le développement de la maladie, l'aggraver même, mais elles ne l'enfantent pas, pas plus que ces mêmes causes locales ne sont capables d'enfanter le choléra, la petite-vérole, la scarlatine, etc. Il y a là une cause à part, quelque chose qui donne la maladie et qu'il faut bien distinguer de toutes les influences locales que je viens de passer en revue.

Je me résumerai donc en disant que les causes locales ne sont pour rien dans la production de la peste.

Symptomatologie.

Le temps ne me permet pas, Messieurs, de m'arrêter sur ce point. Je passerai donc sur la symptomatologie, que vous trouverez d'ailleurs religieusement exposée dans les livres sur la matière ; car de tout temps on a bien observé les caractères extérieurs de la peste, et mes faits ne feraient que confirmer ce que les auteurs ont écrit à cet égard.

Thérapeutique de la peste.

On en est réduit aux mêmes conditions que pour le choléra ; toute la pharmacologie a été employée, et, comme vous le pensez bien, les médecins n'ont pas manqué d'attribuer des succès aux moyens qu'ils ont mis en usage. Je dis, à cet égard, que quand une cause frappe assez violemment pour apporter presque instantanément un trouble profond dans l'exercice de l'innervation, et que la mort ou les altérations organiques les plus graves en sont la suite, je dis qu'alors il n'y a guère de thérapeutique possible : le choléra ne vous a que trop démontré à Paris qu'il en est malheureusement ainsi. Aussi concevrez-vous que quand une cause spécifique est capable, en trois jours de temps, de quadrupler le volume de la rate, de donner aux ganglions mésentériques le volume d'une orange et la consistance de la bouillie, de déterminer la rupture des vaisseaux, l'extravasation du sang, la formation de vastes ecchymoses, etc., vous concevrez, dis-je, qu'alors établir une thérapeutique applicable à de tels désordres devient une entreprise excessivement ardue.

Anatomie pathologique de la Peste.

Je voudrais aussi m'arrêter sur cette partie de l'histoire de la peste, qui est toute nouvelle ; mais je vois que le temps ne me permet pas non plus de le faire. Je me bornerai à vous dire que les médecins qui accompagnèrent la mémorable expédition française en Egypte se livrèrent à l'ouverture de quelques pestiférés ; mais faisant les autopsies suivant la coutume de l'époque, ils se bornaient à inspecter superficiellement la cavité abdominale ; aussi l'anatomie pathologique de la peste a-t-elle été imparfaitement connue avant ces derniers temps. Des controverses même ont existé à l'égard de certaines altérations, telles que celle du bubon qui, selon quelques auteurs, n'était pas toujours représentée par un engorgement ganglionnaire. Je puis vous assurer, Messieurs, que cette assertion manque de fondement, et que le bubon est toujours constitué par une glande lymphatique engorgée.

De la contagion et de la non-contagion.
Considérations relatives aux lazarets
et aux quarantaines.

J'avais hâte, Messieurs, d'arriver à cette partie de l'histoire de la peste qui vous intéresse, je pense, plus que toutes les autres. Les anciens n'ont jamais agité cette question ; lorsqu'en Grèce, par exemple, on disait que la peste était venue de l'Egypte, on ne voulait pas dire par là que le virus avait voyagé pas à pas pour passer du premier de ces pays dans le second, et l'on se contentait d'indiquer par là que c'était en Egypte que la peste avait commencé. Du reste, si c'était un virus qui, dans tous les cas, fait naître la peste, on ne conçoit pas comment il n'aurait pas parfois franchi les barrières que ces grandes épidémies paraissent elles-mêmes s'être imposées. Ne voyons-nous pas le choléra rester enfermé dans l'Inde, la fièvre jaune aux Antilles, à moins toutefois de l'intervention insolite de conditions atmosphériques extraordinaires qui leur font faire le tour du monde. Ce n'est que plus tard que l'on a invoqué des principes particuliers, des virus, des venins. On établit que la contagion peut s'effectuer suivant deux modes : 1° par des miasmes ; 2° par inoculation.

De la contagion par virus.

Dans les épidémies à virus, on remarque constamment la reproduction des mêmes phénomènes et qu'elles ont pour caractère la création d'un produit qui, étant inoculé, est capable de reproduire la maladie.

Pour ce qui concerne la contagion miasmatique, ceux qui l'adoptent admettent que les émanations qui s'exhalent des corps malades sont capables de donner lieu à la même maladie.

Voyons actuellement auquel de ces deux modes de contagion peut appartenir celui qui, suivant quelques auteurs, préside à la production de la peste d'Egypte.

Assurément aucun virus n'exerce ici son influence ; car, où sont les caractères extérieurs constants qui sont propres aux contagions par virus ? Sans doute ces caractères ne sont pas représentés par la pustule, le charbon n'existant pas chez les deux tiers des pestiférés. On dira peut-être : c'est le bubon, puisque l'engorgement des glandes lymphatiques est loin d'être constant ; et d'ailleurs quel serait le caractère constant chez les sujets qui meurent très promptement, sans bubon, sans charbon et sans pétéchies ? Disons enfin que les inoculations tentées avec le pus des bubons et la sérosité des pustules charbonneuses n'ont pas donné la peste. Nous rejetons donc entièrement la contagion par virus.

De la contagion miasmatique.

Elle a donné naissance à la théorie de l'infection. Les partisans de cette théorie établissent que le premier malade atteint de la peste, n'ayant pu la gagner d'aucun autre malade, l'a nécessairement prise des causes générales. Ces causes se réduisent elles-mêmes à la décomposition des substances végétales et animales.

Admettons un instant que les choses se passent ainsi ; quel sera le corps qui servira de véhicule aux produits de cette décomposition, si ce n'est l'air atmosphérique ? S'il en est ainsi, les principes miasmatiques peuvent manifestement pénétrer dans l'organisme par trois voies différentes : la respiration, l'absorption cutanée et la déglutition. De ce que l'air sert de véhicule aux principes miasmatiques, il en résulte déjà qu'aucune barrière ne peut mettre à l'abri de la peste, et que les mesures sanitaires que l'on prend généralement sont au moins inutiles.

Mais cet agent pestilentiel, qui a engendré la maladie chez un individu dont il a, par conséquent, modifié profondément l'organisme, comment n'aura-t-il pas lui-même été décomposé une fois introduit dans l'économie et combiné aux différents principes qui la constituent ? Admettons même que les choses se passent selon les théories données par les contagionnistes, et que les émanations des malades soient capables de produire la peste chez les personnes qui les entourent, n'est-il pas encore évident que les émanations sauront franchir les barrières au-delà desquelles les mesures sanitaires s'efforcent de vouloir les contenir ? Les faits ne manquent pas pour témoigner en faveur de cette assertion. La peste se développe au Caire ; un de ses faubourgs très populeux échappe à ce fléau sans que les communications ordinaires entre lui et la ville soient le moins du monde interrompues ; la même chose existe à l'égard du Caire et d'Alexandrie. Voyez ce que deviennent alors ces contagions occasionnées par une plume, un bout de fil, un peu de coton, etc.

Mais il est d'autres objections bien plus sérieuses encore. L'épidémie commence on ne sait comment : c'est ce début surtout que les contagionnistes sont embarrassés d'expliquer ; la peste parcourt toutes les périodes et disparaît enfin. Les dépouilles des pestiférés restent, et un grand nombre d'habillements qui leur ont appartenu sont portés par d'autres individus sans que la peste se déclare chez eux une fois le mois de juin et de juillet arrivés. Lors de la peste, il y eut à Alexandrie de cinq à six cents maisons de fermées par ordre de l'autorité, car elles avaient été le foyer primitif de la peste. On se borna à l'enlèvement des cadavres. Les portes et fenêtres furent condamnées ensuite et les clefs déposées entre les mains de l'autorité. Une fois la peste terminée, on rentra dans les maisons sans précaution aucune, et bien certainement si quelque part l'air pouvait être imprégné de principes pestilentiels, c'était assurément là où, après que l'épidémie eut exercé ses ravages, on soumit les localités justement aux mesures qui, s'opposant au renouvellement de l'air, laissaient celui qui y existait déjà altéré par les mêmes principes. Or, aucune des personnes qui y pénétrèrent ne fut atteinte de la peste. Ce n'est pas tout : les effets qui étaient contenus dans ces maisons furent publiquement vendus à l'encan, et personne encore, parmi les acquéreurs comme parmi les individus chargés de la vente, ne fut atteint de la peste.

Ce n'est pas tout encore : dans les hôpitaux, pendant l'épidémie, les mêmes objets ont servi à bien du monde, et après la peste, sans désinfection préalable, faute d'argent et de temps, les mêmes objets ont encore servi pour des malades non pestilentiels, sans qu'il y ait eu contagion ; et sans aucun doute rien ne se prêtait davantage à la production de la peste que ces couvertures imprégnées de pus de bubons, de sérosités charbonneuses et du sang des saignées faites aux pestiférés.

Je me résume, et je dis qu'il y a indubitablement une autre cause que la contagion qui préside au développement de la peste. Je dis que celle-ci est une maladie analogue au choléra, à la fièvre jaune, etc. ; je ne dis pas au typhus qui paraît être contagieux par miasmes. C'est une maladie épidémique qui tient à une cause générale, et les causes ordinaires d'insalubrité peuvent tout au plus favoriser son développement comme elles favorisent toutes les autres épidémies auxquelles je la compare.

D'après ce qui précède, vous devez pressentir que je ne conçois pas que les quarantaines soient capables de préserver de la

peste; bien souvent elles ne réunissent en leur faveur que
l'apparence, lorsqu'elles paraissent nous mettre à l'abri
de la contagion ; car elles sont violées de toute manière.
Or, dites-moi où en serions-nous si la contagion était réelle,
avec un littoral aussi immense que celui de la Turquie et de
l'Autriche, où la police des lazarets ne peut être mieux exé-
cutée ?

Si nous jetons un coup-d'œil sur le passé, nous voyons
encore combien les craintes du transport de la peste d'un lieu
dans un autre sont éphémères, et, partant, les lois sanitaires mal
fondées, et les lazarets ainsi que les quarantaines inutiles.
Nous voyons que les croisades, ces grands débordements
d'hommes de l'occident vers l'orient et de l'orient vers l'occident, n'ont jamais servi de moyen de transport à ce funeste
fléau. Nous y voyons que les pertes n'étaient pas plus considé-
rables avant la formation des lazarets, et qu'elles étaient même
moindres.

Cependant, les prédications des contagionnistes avaient porté
tellement loin la manie des quarantaines, que le pacha d'Egypte
en avait établi dans une foule d'endroits. Pour témoigner de
l'efficacité de l'isolement, quelques contagionnistes ont dit que
les Européens ne sont pas atteints de la peste ; je puis vous
assurer que cela est faux. Ils le sont moins cependant, et cela
se conçoit : car ils sont riches en général et bien nourris ; bien
plus, moyennant la quarantaine, ils se croient en toute sécurité.
Or, je vous demande un peu, rien ne leur manque dans l'ordre
physique, puisqu'ils peuvent s'entourer de tous les bienfaits
que l'aisance peut procurer, et que, d'autre part, leur moral
se trouve entièrement rassuré par la confiance illimitée
que leur donne la quarantaine. Toutefois, ne croyez pas que
l'isolement auquel ils se condamnent mette entièrement leurs
maisons à l'abri de la peste ; il est vrai de dire, néanmoins, que
lorsqu'elle y pénètre, elle sévit de préférence sur les nègres,
c'est-à-dire sur les domestiques, et cela se conçoit très-bien,

puisque ces derniers ne réunissent pas des conditions matérielles et intellectuelles aussi favorables que leurs maîtres pour éviter les influences de l'épidémie.

Voici, à cet égard, le fait le plus frappant, et c'est par là que je termine. Dès l'apparition de l'épidémie, le pacha se retira dans un jardin qu'il possède à quelque distance d'Alexandrie, situé dans un des endroits les plus sains du pays. Le lieu qu'il occupait avec les trois cents personnes de sa suite fut entouré d'une palissade en bois, et en dehors de celle-ci on établit un cordon militaire pour empêcher toute sorte de communication avec l'extérieur. Les sentinelles étaient placées à quarante ou cinquante pas d'intervalle. Tout à coup la peste se déclara au lieu même de la demeure du pacha, sur la personne d'un nègre qui, malgré les violences corporelles auxquelles il fut soumis, persista à déclarer qu'il n'avait communiqué avec aucune personne du dehors. Ce premier cas de peste fut bientôt suivi de sept autres. Le cordon, de son côté, fut aussi entamé par la peste, mais plus tard seulement, et des soldats qui le composaient, quatre seulement furent atteints de la peste.

Voilà bien des faits qui protestent contre les théories contagionnistes. Malgré toutes les précautions prises, et vous devez bien penser qu'elles ont dû être nombreuses ; malgré l'isolement complet garanti par la palissade en bois d'une part, d'autre part par le cordon sanitaire, la peste se déclare d'abord au sein même du jardin, et ce n'est que consécutivement qu'elle fait son apparition à l'extérieur parmi les individus qui composent le cordon. Bien plus, le nombre des personnes frappées par l'épidémie dans l'intérieur de la demeure du pacha est du double plus considérable que celui des pestiférés parmi les gens du dehors qui, d'après les idées des contagionnistes, auraient dû nécessairement soutenir le premier choc de l'invasion de l'épidémie provenant elle-même d'un lieu plus excentrique, et succomber en plus grand nombre sous son influence.

(EXTRAIT DE LA *Gazette des Hôpitaux* DU MARDI 28 AVRIL 1840).

Ce discours, prononcé devant un nombreux auditoire, fut le premier coup porté à la croyance de la contagion.

Un long mémoire sur la peste que je publiais, la même année, attira sur la question de la contagion, l'attention de l'Académie de médecine de Paris, et provoqua, au sein de cette société savante, une discussion et un travail très-étendu, rédigé par le docteur Prüs.

Dix années s'étaient à peine écoulées depuis cette publication, et déjà les idées, au sujet de la contagion de la peste, s'étaient sensiblement modifiées. Les entraves que les lazarets mettaient aux relations internationales et aux transactions du négoce, à une époque où l'on recherchait surtout les moyens d'abréger les distances, firent comprendre la nécessité, sinon de supprimer complètement les cordons sanitaires, du moins d'apporter des changements notables dans le régime des quarantaines. On vit donc se réaliser, en 1850, les réformes proposées par moi dix ans auparavant.

Marseille n'a pas eu, du reste, à se plaindre de ces innovations, contre lesquelles l'intendance sanitaire de cette ville s'était si fortement élevée. On ne peut calculer les milliards acquis par le commerce à la suite de ces dispositions nouvelles La conquête d'Afrique, la guerre de Crimée, qui éclata peu de temps après, fit sentir l'urgence de ces réformes. Comment les troupes françaises auraient-elles pu se transporter avec promptitude à

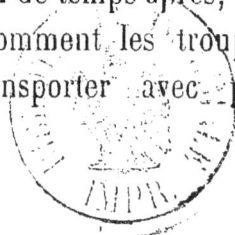

2

Constantinople et en Crimée, s'il leur avait fallu subir, dans les lazarets, une réclusion de plusieurs jours ?

Mais les mesures prises par le gouvernement français en 1850, au sujet des lazarets, eurent pour Marseille, un résultat plus immédiatement profitable, en dehors des avantages qu'elles assuraient au commerce de cette ville. Lorsque M. le docteur Mélier se rendit dans ce port de mer, en qualité de commissaire du gouvernement, pour apporter quelques modifications au règlement de l'intendance, il fut frappé, ainsi que moi et M. de Suleau, alors préfet de Marseille, de l'inconséquence qu'il y avait à placer le lazaret au sein même de la population, alors que les îles, situées à proximité de la ville, réunissaient si bien les conditions d'isolement et d'éloignement nécessaires pour un établissement sanitaire. Depuis la fondation du lazaret de Marseille, en 1383, la peste s'est manifestée quatorze fois dans cette ville, et toujours l'apparition du fléau a été attribuée à des infractions faites au règlement ! Comment l'idée si naturelle d'éviter à l'avenir de semblables accidents et d'éloigner le foyer de l'infection, en plaçant le lazaret aux îles, n'était-elle pas venue aux habitants si profondément imbus de la croyance de la contagion ? Quoiqu'il en soit, cette heureuse réforme s'opéra en dépit des petites ambitions et de l'amour-propre de quelques hommes dont la position à l'intendance faisait des sortes de potentats.

On sait que la vente des terrains de l'ancien lazaret a rapporté plusieurs millions à Marseille.

Ces immenses résultats (on s'en souviendra un jour) sont le fruit des travaux que mes collaborateurs et moi publiâmes en 1840 sur la peste qui désola l'Egypte en 1834.

Nous avons publié, dans le courant de la même année, un *Traité de la peste observée en Egypte* et, en 1851, un ouvrage intitulé : *Coup d'œil sur la peste et les quarantaines*, à l'occasion du congrès sanitaire réuni à Paris au mois de juillet 1851, où l'on peut se renseigner sur cette grave question.

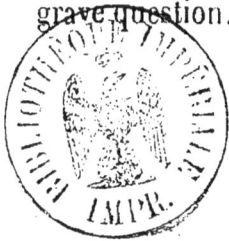